LE
SPIRITISME

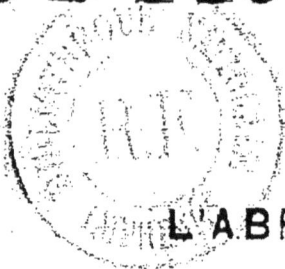

PAR

L'ABBÉ DURAND

Professeur à l'Université catholique de Paris
Ancien professeur de philosophie et de théologie
Membre de plusieurs sociétés savantes

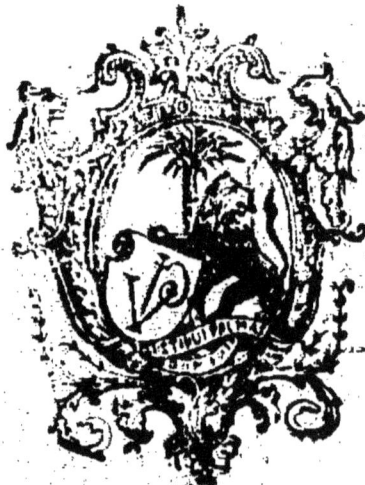

PARIS

VICTOR PALMÉ, LIBRAIRE-ÉDITEUR

25, RUE DE GRENELLE-SAINT-GERMAIN, 25

1876

LE

SPIRITISME

Il y a peu d'années, il n'était pas rare de voir des chrétiens sourire en entendant parler d'un fait surnaturel. Le mot *surnaturel* était synonyme d'obscurantisme; on n'osait le proférer sérieusement, tant étaient redoutés les échos du rire moqueur et de la raillerie spirituelle de Voltaire. Cependant l'idée exprimée par ce mot renferme en elle-même l'essence de toute religion. Dieu n'est-il pas un être surnaturel, c'est-à-dire au-dessus de la nature créée? L'Incarnation, la Rédemption et tous les mystères de la révélation chrétienne, les sacrements de l'Eglise catholique, ne sont-ils pas surnaturels dans leur **essence, leur origine et leurs effets ? Combien**

de chrétiens ne se sont pas aperçus qu'en rou-
gissant du surnaturel ils méconnaissaient la base
et l'ensemble d'une religion qu'ils vénéraient
au fond de leurs cœurs! Il en est de même pour
toutes les religions fausses. Leurs fondateurs
ont senti la nécessité du surnaturel pour asseoir
leurs édifices d'erreurs et de superstitions : aussi
en ont-ils jeté les fondements dans le surnaturel.
Ils ont inventé une révélation soi-disant divine,
pour donner à leurs œuvres toute l'autorité dont
elles avaient besoin et les rendre durables. Le
paganisme de tous les temps nous montre cette
vérité. Qu'est-il, sinon la déification de la nature et des passions humaines? Il a fallu les sur-
naturaliser pour que l'homme se décidât à se
prosterner devant ces superstitions qui le livrent
à tous les abrutissements. Interrogez l'antiquité
païenne, plongée dans tous les vices en l'honneur de ses milliers de dieux, le Chinois adora-
teur de Fô, le Tartare-Mongol sectateur de Boudha;
interrogez l'Indien prosterné devant Brahma ou
se précipitant sous les roues du char triomphal
de l'idole de Jaggernaut; interrogez le maho-
métan, le nègre et le sauvage fétichiste de l'A-
frique et de l'Amérique, adorateurs du serpent :
ils vous répondront que leurs religions ont le surnaturel pour base, pour essence, pour point de

départ et pour fin ; qu'elles n'existent et ne peuvent exister qu'à la condition d'entretenir des relations avec un monde placé en dehors et au-dessus du monde de la nature : tel est le surnaturel. Nous conclurons donc qu'il ne peut exister de religion sans le surnaturel.

Or, en ce siècle d'indifférence qui croyait le surnaturel enterré à tout jamais, Dieu permet que le monde entier soit le théâtre de manifestations étranges qui nous rejettent sans transition aucune en plein surnaturel. Ces manifestations, connues sous le nom de spiritisme, sont un des plus grands événements de notre siècle, disait le père Ventura, tout le monde en parle, un grand nombre de personnes s'en occupent, c'est la question de l'époque. Il est donc utile de faire connaître le spiritisme et de révéler ses dangers aux nombreux chrétiens que leur bonne foi pourrait entraîner à des pratiques réprouvées par l'Eglise et dangereuses pour leur salut et pour leur sécurité en ce monde.

Qu'est-ce donc que le spiritisme ? Le spiritisme est le culte des esprits. Sa nouvelle apparition est récente. En 1846, aux États-Unis, eut lieu la première manifestation des esprits; un esprit frappeur se fit entendre dans la chambre de deux demoiselles; ces phénomènes se multiplièrent en si grand nombre qu'en 1853 il y avait déjà dans l'Amérique du Nord cinq cent mille sectateurs, formant une société constituée pour entretenir des relations suivies avec les esprits. Cette épidémie passa en Europe. L'Angleterre, l'Allemagne, la Sibérie en furent immédiatement envahies; elle ne tarda pas à pénétrer en France, où des sociétés spirites, établies dans les principales villes de ce pays, fonctionnent avec la régularité de sociétés officielles. En ce moment, le spiritisme compte en Europe plusieurs millions d'adeptes; il est devenu une religion.

Mais pour connaître dans sa réalité le spiritisme, pour en voir les conséquences et les dangers, pour en pénétrer les illusions et les mensonges, il nous faut connaître ce que c'est que les esprits; c'est pourquoi nous étudierons dans une première partie la doctrine catholique sur les esprits. Nous traiterons : 1° de l'existence des esprits ou des anges et de leur nature; 2° des esprits célestes; 3° des esprits mauvais et déchus.

PREMIÈRE PARTIE

———

I. — De l'existence et de la nature
des esprits.

« Il y a des Anges, la foi nous l'enseigne, et
» l'Écriture sainte nous apprend que plusieurs
» fois ils ont apparu aux hommes ; c'est pour-
» quoi il ne nous est pas permis de douter de
» leur existence. Or, les Anges sont des esprits,
» et comme esprits ils ne sont point Anges.
» Voulez-vous connaître leur nom de nature?
» Ils s'appellent Esprits ; Ange est le nom qui
» leur est imposé en raison de l'office ou de la
» mission que Dieu les charge de remplir. »
Ainsi s'exprime saint Augustin (ps. 103). — Les
Anges existent, et nous en trouvons la preuve

dans de nombreux passages de l'Écriture. Qu'il
nous suffise de citer saint Paul, prouvant aux
Juifs la supériorité de Jésus-Christ sur les Anges
en expliquant le texte, commenté plus tard par
saint Augustin : *Ad Angelos quidem dicit : Qui
facit Angelos suos spiritus et ministros suos
flammam ignis: ad Filium autem : Thronus
tuus, Deus, in sæculum sæculi.* Dieu dit aux
Anges : Qui fait les Esprits ses Anges et ses ministres comme la flamme du feu; il dit au Fils :
Ton trône, ô Dieu, existe dans tous les siècles
des siècles (Héb., 1). — Et plus loin : *Quoniam
in ipso condita sunt universa in cælis et in terra,
visibilia et invisibilia, sive Throni, sive Domi-
nationes, sive Principatus, sive Potestates : omnia
per ipsum et in ipso creata sunt.* Tout a été fait
par Dieu, sur la terre et dans les cieux, les
choses visibles et invisibles, les Trônes, les Dominations, les Principautés et les Puissances;
tout a été créé par lui et en lui. (Col., 1).—Plus
tard, sous Innocent III, le concile de Latran
affirmait en ces termes la foi de l'Église, —
can. *Firmiter:* — « Nous croyons fermement
que, dès le commencement du temps, Dieu créa
en même temps du néant les êtres spirituels et
corporels, c'est-à-dire la créature angélique et
la créature matérielle; ensuite l'homme composé

d'esprit et de corps. » Cette foi est aussi la foi universelle et constante de tous les peuples anciens et modernes; tous ont admis et admettent encore l'existence d'êtres spirituels, supérieurs à l'homme. Dans tous les temps, chez tous les peuples on retrouve cette croyance dérivée de la révélation primitive, défigurée par les passions humaines, épurée par la révélation chrétienne et maintenue dans toute sa pureté par l'enseignement infaillible de l'Église catholique.

Il existe donc des esprits dont la nature est de beaucoup supérieure à celle de l'homme. Êtres immatériels, incorruptibles et absolument spirituels, par conséquent doués d'intelligence, ils font partie de l'univers. Ils terminent la chaîne admirable des créatures, dans la variété desquelles Dieu s'est plu à représenter ses perfections infinies. En effet, depuis le minéral jusqu'à l'homme, depuis l'homme jusqu'au Séraphin, nous voyons une gradation admirable d'êtres qui participent tous à différents degrés à la vie. En l'homme se termine la vie moléculaire, la vie végétative et la vie animale; en lui commence la vie spirituelle, la série des Esprits. Il est l'anneau qui unit la création matérielle à la création spirituelle, qui a son entier épanouissement dans la nature angélique.

1.

Les Esprits ont une intelligence et une volonté, avons-nous dit : mais cette intelligence
est bien autrement puissante que celle de
l'homme; car, n'étant pas unis à des corps
comme les âmes, leurs facultés intellectuelles
doivent s'exercer d'une manière différente.
L'homme forme la majeure partie de ses idées
par le moyen des sens qui impriment dans son
imagination l'image de l'objet perçu; il n'en est
pas de même des Esprits : dès leur création, ils
ont reçu de Dieu les idées de toutes les choses
créées afin de pouvoir comprendre ce qu'ils peuvent connaître par les forces naturelles de leur
intelligence. Pour eux les idées sont innées;
c'est ce qui fait la perfection totale de leur intel-
lect. L'Ange connaît donc *naturellement* tous les
êtres créés ainsi que leur essence.

L'intelligence angélique a des limites : les
Esprits ne peuvent pas connaître les événements
futurs contingents; c'est-à-dire ceux qui dépen-
dent absolument de la libre volonté de Dieu et
dont les causes n'existent point en ce monde :
mais, doués d'une sagacité et d'une pénétration
puissante, ils peuvent mieux et plus sûrement
que l'homme prévoir l'avenir, contenu souvent
dans les événements présents. L'Ange voit les
effets dans leurs causes, il connaît rapidement

les conséquences dans leurs principes, car son intelligence n'agit pas comme celle de l'homme par le moyen du raisonnement, mais par *intuition*.

Ils ne peuvent pas davantage connaître les pensées de l'homme, à moins que Dieu ne les leur révèle ou que l'homme ne les fasse paraître par quelque signe extérieur. A Dieu seul appartient de lire au fond des cœurs; et n'est-ce pas en manifestant les pensées de ses ennemis que le Sauveur donnait une des principales preuves de sa divinité? Mais, si l'homme laisse percer ses idées et ses affections dans son extérieur, les Esprits peuvent les connaître avec plus ou moins de certitude au moyen de leur pénétration puissante. S'ils ne peuvent savoir nos pensées, à plus forte raison ne connaissent-ils pas sans une révélation spéciale les mystères de Dieu et les œuvres de la grâce. *Quis enim hominum scit quæ sunt hominis nisi spiritus hominis qui in ipso est? Ita et quæ Dei sunt nemo cognovit, nisi spiritus Domini.* Qui donc peut connaître les pensées de l'homme, si ce n'est l'esprit de l'homme qui est en lui-même? De même aussi personne ne peut connaître les choses de Dieu, si ce n'est l'esprit du Seigneur, dit saint Paul (I. Cor., 2).

Les Esprits peuvent-ils se mouvoir? Toute l'Écriture sainte nous répond affirmativement. Nous lisons en saint Mathieu (28), que l'Ange du Seigneur descendit du ciel; en saint Luc (1), que l'ange Gabriel fut envoyé à la Vierge Marie. Les Esprits peuvent donc se transporter d'un lieu dans un autre, et agir sur les corps par l'application de leur puissance dans la sphère de leur activité. De même que l'âme qui est une substance spirituelle, par conséquent sans étendue, existe dans un corps étendu et agit sur lui ; ainsi l'Ange, être spirituel et sans étendue aussi, peut exister dans un lieu quelconque et agir sur les corps, sans dépendance aucune du lieu où il se trouve, ou de l'être sur lequel il agit, avec une rapidité et une force proportionnées à son degré hiérarchique.

Maintenant il nous reste à voir dans quelle condition furent créés les Esprits. Dieu les créa dans l'état de béatitude naturelle : la dignité de leur nature le demandait. C'est pourquoi, aussitôt après leur création, il leur donna la connaissance parfaite de lui-même comme auteur de la nature. De plus, afin qu'ils puissent le connaître comme objet de la béatitude surnaturelle, il surajouta à leur nature la grâce sanctifiante, sans laquelle ils n'auraient pu atteindre leur fin surnaturelle. Les Esprits reçurent donc les dons de la grâce et plus tard ceux de la gloire selon le degré de perfection de leur nature; de telle sorte que les uns eurent plus de grâce que les autres en raison de leur supériorité naturelle. Dieu a voulu ainsi garder les proportions entre les forces et la capacité de la nature de chacun d'eux.

Doués du libre arbitre fortifié par la grâce, ils purent, aussitôt créés, mériter ou démériter. Les uns, en récompense de leur acte de charité parfaite, furent fixés à tout jamais dans le bien, dans la béatitude éternelle; les autres dans le mal, pour avoir méconnu leur Seigneur et leur Dieu.

II. — Des Esprits célestes.

Dans notre premier article, nous avons parlé des forces naturelles des Esprits; maintenant nous exposerons la doctrine de l'Église et de ses docteurs au sujet de leur état surnaturel.

Les Anges fidèles à Dieu, une fois en possession de la béatitude, y sont fixés éternellement. Parmi eux il n'y a point de confusion; le Dieu qui, par sa toute-puissance, entretient une harmonie admirable entre tous les mondes qui gravitent dans l'espace, maintient entre les Esprits célestes un ordre merveilleux. Ils forment une hiérarchie composée de trois ordres et de neuf chœurs subordonnés les uns aux autres : chacun des Esprits y est placé selon son office dans la cour céleste et selon le rang que lui assignent ses dons naturels et surnaturels.

Le premier ordre se compose des Séraphins, des Chérubins et des Trônes.

Le deuxième renferme les Dominations, les Vertus et les Puissances.

Dans le troisième sont les Principautés, les Archanges et les Anges.

Ces noms ne leur ont pas été donnés arbitrairement, nous les trouvons dans l'Écriture sainte ; ils expriment les propriétés et la nature des offices de chacun d'eux.

Les Séraphins sont ainsi appelés parce qu'ils sont remplis du feu de l'amour et de la lumière de Dieu ; ils communiquent cet amour et cette lumière aux autres Anges.

Les Chérubins sont ainsi nommés à cause de la plénitude de science qu'ils possèdent. Dans la vision parfaite qu'ils ont de Dieu, ils contemplent la beauté de l'ordre universel ; ils répandent cette connaissance dans les ordres inférieurs.

Les Trônes s'appellent ainsi parce qu'ils reçoivent Dieu en eux-mêmes; ils connaissent immédiatement en lui la raison des choses.

Ces trois chœurs célestes assistent immédiatement au trône de Dieu.

Les Esprits du deuxième ordre contemplent en Dieu la création dans les principes universels et disposent en général les choses qui doivent être exécutées par les Esprits des ordres inférieurs.

Les Dominations transmettent les ordres de Dieu aux autres Esprits.

Les Vertus, dépositaires de la puissance divine pour faire les miracles, communiquent aux Esprits chargés de l'exécution des ordres de Dieu la force qui leur est nécessaire.

Les Puissances sont les premiers Esprits qui s'occupent de l'exécution des ordres divins; ils sont chargés de réprimer et d'arrêter la puissance des démons.

Le troisième ordre exécute les ordres de Dieu. Les Principautés président aux Archanges et aux Anges; les premiers sont chargés des messages et des missions extraordinaires, les seconds s'occupent des messages et des missions ordinaires.

Tous ces Esprits célestes contemplent l'essence divine à des degrés différents; ils puisent dans cette contemplation la révélation des vérités qui leur sont inconnues. Les Esprits supérieurs, plu élevés dans la vision de Dieu, communiquent aux inférieurs la connaissance des choses qu'ils ignorent; ils illuminent leur intelligence en la fortifiant et en lui manifestant les vérités qui appartiennent à l'ordre de la nature ou de la grâce, ou de la gloire. C'est ainsi que les Anges supérieurs instruisent les Anges inférieurs, comme le professeur enseigne ses disciples.

Esprits administrateurs, selon la parole de saint Paul, ils sont les ministres de Dieu dans le gouvernement des choses visibles et invisibles auxquelles ils président. « Les Anges, dit Origène, » président à toutes les choses visibles, à la terre, » à l'air, au feu, à l'eau, c'est-à-dire aux principaux éléments, aux animaux, aux astres du ciel. » Leurs ministères sont partagés : quelques-uns » sont chargés des productions de la terre, d'autres » des fleuves et des fontaines. » Les autres Pères de l'Église sont aussi formels dans leur enseignement.

L'Écriture sainte et la tradition constante et unanime de l'Église nous enseignent que les Esprits appelés Anges sont chargés de la garde des hommes. Tout homme donc, quel qu'il soit, a, dès sa naissance, un Ange gardien chargé de veiller sur lui, de l'éclairer et de le défendre. *Angelis suis mandavit de te, ut custodiant te in viis tuis,*

Dieu a commandé à ses Anges de vous garder dans toutes vos voies, dit David, au psaume 92. *Angeli eorum vident faciem Dei*, leurs Anges voient la face de Dieu, dit le Sauveur à ses apôtres au sujet des petits enfants auxquels il donna sa bédiction. C'est pourquoi saint Jérôme s'écrie : « Qu'elle est grande la dignité des âmes ! Chacune » a reçu de Dieu, dès le moment de la naissance » de l'homme, un Ange pour la garder. »

Non-seulement chaque homme a un Ange gardien, mais encore la Providence a donné aux personnes constituées en dignité, comme les évêques, les rois, les gouverneurs, etc., des Anges particuliers pour les diriger et les assister dans le gouvernement qui leur est confié. Chaque nation, chaque royaume, chaque province, chaque diocèse, chaque ville, chaque église ou communauté est gardé par un Ange spécial. D'après ces paroles du canon de la messe : *Jube hæc perferri per manus Angeli tui in sublime altare tuum*, ordonnez, Seigneur, que ces prières soient portées au sommet de votre autel par les mains de votre Ange, il est aussi très-probable que tout prêtre célébrant le sacrifice de la messe est assisté d'un Ange spécial qui offre ses prières à Dieu. Ces Esprits appartiennent aux ordres supérieurs. Ainsi, d'après les Pères de l'Église, ce sont les Princi-

pautés et les Archanges qui sont chargés de la
protection des empires et de ceux qui les gouver-
nent.

Le nombre des Esprits célestes est immense,
et lorsque l'Écriture sainte parle des milliers et
des millions d'Anges qui entourent le trône de
Dieu, ces expressions ne signifient pas un nombre
déterminé, mais elles veulent dire que leur nombre est incalculable et en quelque sorte infini.
C'est pourquoi saint Denis dit : « Les Esprits
» supérieurs forment une si grande multitude
» de bienheureuses armées, qu'ils excèdent en
» nombre les faibles et étroits calculs de nos
» nombres matériels. Les substances incorpo-
» relles sont en nombre bien plus grand que les
» êtres matériels. »

Chacun de ses Esprits a un degré différent
d'intelligence, et c'est là ce qui le constitue dans
une espèce différente. Les Anges, en effet, ne
sont pas des individus de la même espèce, mais
chacun d'eux forme une espèce particulière du
même genre, car la perfection de la nature angélique demande la multiplication des espèces et
non pas la multiplication des individus dans la
même espèce.

Dieu a répandu sur la terre une variété immense d'espèces de créatures; leur différence

de perfection constitue l'ordre parfait qui résulte de l'échelle des êtres arrangés de telle sorte que le point le moins parfait de l'être qui précède touche au point le plus parfait de l'être qui les suit. Telle est la condition nécessaire de l'ordre.

Afin donc qu'il y eût de l'ordre dans la nature animale, Dieu a graduellement diversifié les espèces d'animaux. Ainsi, afin qu'il y ait de l'ordre dans la nature spirituelle, il a diversifié les espèces des Esprits, depuis le Séraphin jusqu'à l'esprit de l'homme, le plus imparfait de tous et qui finit la vie intellective.

Mais par la chute des Esprits rebelles, un vide a été fait dans les rangs de la hiérarchie céleste. Ce vide sera-t-il comblé? Oui, il le sera, et c'est l'homme que Dieu appelle à prendre la place des Esprits déchus. Dieu choisira parmi les justes ceux que leurs vertus auront élevés au plus haut degré de perfection, et il les récompensera en plaçant leur nature humaine au rang des ordres angéliques, selon leur degré de mérite. Ainsi seront remplacés par l'homme, dans la cour céleste, les Esprits qui ont préféré les ténèbres à la lumière. C'est le sens assigné par les théologiens à ces paroles du Sauveur : *Erunt sicut Angeli Dei in cœlo*, ils seront comme les Anges de Dieu dans le ciel (S. Math., 22-30). *Filii resurrectionis erunt æquales Angelis in cœlis*, les fils de la résurrection seront égaux aux Anges dans les cieux (S. Luc, 20-36).

Tel est le résumé de la doctrine des Pères et des plus grands théologiens au sujet des Esprits célestes.

III. — Des mauvais Esprits.

Après avoir créé les Esprits, Dieu les plaça dans un temps d'épreuve. Ils devaient mériter leur béatitude surnaturelle par leur correspondance à la grâce qui leur était donnée avec abondance. Mais un certain nombre d'entre eux se laissèrent séduire par leur propre beauté. Ils regardèrent avec complaisance les admirables perfections dont Dieu avait orné leur nature; ils se préférèrent à lui : ainsi l'orgueil enfanta la révolte qui consomma leur ruine éternelle.

Mais quel fut l'objet de leur orgueil? Le prophète Isaïe (XIV) nous l'apprend : *Quomodo cecidisti, Lucifer... qui dicebas in corde tuo : in cœlum conscendam, super astra Dei exaltabo solium meum.* Comment es-tu tombé, Lucifer, toi qui disais dans ton cœur : Je monterai dans le ciel et j'élèverai mon trône au-dessus des astres de Dieu; *similis ero Altissimo*, je serai semblable au Très-Haut. Les esprits rebelles voulurent être semblables à Dieu, tel fut leur crime. Voici comment les théologiens, avec saint Thomas, l'Ange de la théologie, expliquent cette faute : Dieu destinait les esprits à la béatitude surnaturelle; les uns l'acceptèrent, les autres moins nombreux la dédaignèrent, préférant rester à tout jamais dans leur état naturel qui leur assurait la domination sur toutes les autres créatures et sur l'homme qu'ils ne voulaient pas avoir pour égal dans le ciel. Ou bien, s'ils acceptèrent la béatitude surnaturelle, ils la voulurent comme due à leur nature sans aucun secours de Dieu pour l'atteindre : c'est ainsi qu'ils tentèrent de devenir semblables au Très-Haut, à qui seul la béatitude appartient en propre.

D'autres théologiens, en petit nombre, expliquent la chute des anges révoltés, de cette manière : Dieu révéla aux esprits l'incarnation future de son Verbe éternel; mais une partie d'entre eux s'enorgueillissant de leur propre excellence, ne purent supporter l'idée que le Verbe devait un jour s'unir hypostatiquement à la nature humaine. Pourquoi ne s'unirait-il pas à notre admirable nature angélique? Quoi! l'homme, cette créature inférieure à nous, serait un jour presque notre égal ! Nous voulons bien régner sur les hommes, mais nous refusons de les avoir pour concitoyens et pour égaux dans la gloire. Ainsi parle saint Bernard. Ils se soulevèrent contre Dieu dont ils ne voulaient pas recevoir les décrets. Aussitôt, en châtiment de leur orgueil, ils furent précipités dans les ténèbres éternelles, et les anges fidèles entrèrent dans le séjour de la lumière et de la béatitude divines.

L'orgueil, en changeant les anges en démons, ne modifia pas leur nature ; dans leur chute, ils perdirent les dons de la grâce, mais ils conservèrent dans leur intégrité les admirables perfections attachées à leur nature angélique par la munificence divine. Désormais fixés dans le péché, sans espérance de pardon comme sans possibilité de repentir, ils emploieront toutes leurs puissances au mal. Ils n'ont pu supporter la pensée d'être un jour les égaux de l'homme, ils continueront d'être jaloux de lui; par tous les moyens ils chercheront à lui faire perdre cette béatitude qu'ils ont dédaignée; ils sont tombés parce qu'ils ont voulu être semblables à Dieu; Lucifer dira à nos premiers parents ce qu'il cherche à nous insinuer tous les jours : *Eritis sicut dii*, vous serez comme des dieux; et l'homme, pour avoir voulu être à son tour

semblable à Dieu, perdra le bonheur réservé à
sa fidélité. Toujours persévérants dans leur
orgueilleux projet, ils se feront adorer sur la
terre par l'homme, ils le perdront par l'idolâtrie
en même temps qu'ils se rassasieront des hon-
neurs du culte divin.

Le mal est donc l'élément des esprits déchus;
ils ne se complaisent qu'en lui : c'est pourquoi
ils se rendent coupables de toutes les fautes dans
lesquelles ils entraînent les hommes. *Superbia
eorum qui te oderunt ascendit semper* (ps. 75).
L'orgueil de ceux qui vous haïssent, ô mon Dieu,
monte toujours, dit le Psalmiste. Si parfois ils
semblent faire quelque bien, que l'homme s'en
défie, ce bien cache un piége, l'ange des ténèbres se transforme en ange de lumière; ils ont
en vue quelque fin mauvaise qu'ils cherchent à
atteindre, ou ce bien est accompagné de quelque circonstance vicieuse. Quelquefois ils disent
la vérité dans leurs manifestations, c'est pour
capter la confiance de l'homme et arriver à le
tromper plus facilement. Remarquons bien cela
en passant; l'Esprit-Saint appelle Satan, dans
l'Ecriture : homicide et père du mensonge;
homicide, parce qu'il tue les âmes; père du
mensonge, parce qu'il trompe les hommes. En-
chaînés au mal qu'ils ont choisi librement et

volontairement, *les mauvais Esprits ne sont capables d'aucun bruit réel.*

Le châtiment de leur crime est l'aveuglement et l'obstination dans le mal. Après leur chute, avons-nous dit, les mauvais Esprits ont conservé leurs qualités naturelles; mais si leur intelligence est restée la même, il n'en est pas ainsi de l'usage de leurs connaissances; car tout en connaissant la vérité spéculative, ils peuvent se tromper et se trompent fréquemment dans la pratique. Leur connaissance des choses surnaturelles n'a pas été anéantie, elle n'est que diminuée. Car, pour l'accomplissement de ses desseins de justice ou de miséricorde, Dieu leur révèle ce qui lui convient par le ministère de ses Anges, ou par des faits de l'ordre temporel.

L'obstination des mauvais Esprits dans le mal est fondée sur leur nature. En effet, comme l'homme, ils n'ont pas péché par ignorance, par faiblesse ou par passion; leur intelligence opérant par intuition, ils ont su clairement ce qu'ils faisaient. ils ont vu toute la portée de leur faute, ils en ont mesuré toute la grandeur et pénétré les conséquences; ils ont repoussé Dieu avec pleine et entière délibération, et avec parfaite connaissance ils ont choisi le mal éternel; ils s'y sont attachés, ils ont mis en lui leur fin dernière. Voilà pourquoi ils sont fixés et persévèrent irrévocablement dans le mal. Éternellement malheureux par le choix de leur libre volonté, ils souffrent dans leur intelligence et dans leur volonté. Dans leur intelligence, ils voudraient tout connaître et ils ne le peuvent pas; ils se trompent et tombent dans l'erreur, leur orgueil s'irrite de leurs nombreuses déceptions. Ils souffrent dans leur volonté; ils voudraient nuire à toutes les créatures, et ils sentent leur pouvoir enchaîné par une puissance invincible; ils désirent régner sur toute la création, être adorés par tous les hommes; ils désirent les perdre tous sans exception; ils voudraient être heureux, sortir de l'enfer et ne pas sentir le feu vengeur qui enchaîne leurs facultés et leur puissance. Désirs ardents mais inutiles! Partout ils se heurtent contre la puissance de Dieu, qui les empêche de bouleverser le monde et limite leur action à ses desseins de justice ou de miséricorde. Les mauvais Esprits connaissent donc la douleur, et cette douleur n'est tempérée, si l'on peut parler ainsi, que par l'espèce de joie que leur causent les péchés des hommes.

Mais quel est le lieu où la justice divine les a placés? L'enfer est leur demeure ordinaire, l'enfer où ils sont tourmentés par le feu éternel préparé à Satan et à ses anges; *ignem æternum paratum diabolo et angelis ejus*, dit le Sauveur, l'enfer où, selon saint Augustin, les démons sont torturés par le feu de différentes manières, étonnantes et impossibles à décrire, mais pourtant véritables; *dæmones torqueri ab igne miris et ineffabilibus modis*. Ce feu, instrument de la justice divine, enchaîne leurs forces et paralyse leurs facultés; leur orgueil est profondément humilié de cet esclavage éternel; ils se voient soumis, eux dont la nature spirituelle est supérieure aux êtres corporels, au pouvoir d'un élément matériel qu'ils méprisent souverainement. De plus, êtres d'autant plus actifs qu'ils ont une nature spirituelle, ils veulent agir en raison de leur activité, et ils ne le peuvent pas; ce feu auquel ils sont unis les arrête, les enchaîne; il retient l'essor de leurs facultés comme les murs d'une prison retiennent et arrêtent l'activité d'un condamné. De là pour eux une nouvelle souffrance d'autant plus intense que ce supplice est plus opposé à leur nature. Tous endurent la même peine, mais à des degrés différents selon l'ordre de la justice divine et la grandeur de leur culpabilité respective.

Il est des mauvais Esprits qui habitent l'espace qui nous entoure et surtout les ténèbres, c'est pourquoi saint Paul les appelle puissances de l'air, *aereæ potestates* : ils sont en ce monde les exécuteurs de la justice divine. Dieu leur transmet ses ordres par le ministère des bons Anges, qui leur révèlent ses volontés pour le châtiment des méchants et l'épreuve des justes. De même que certains Esprits habitent les splendeurs des cieux avec les âmes des justes, pendant que d'autres restent en ce monde auprès des hommes pour travailler à leur salut ; ainsi il y a des Esprits déchus qui restent perpétuellement dans les ténèbres de l'enfer pour tourmenter les âmes réprouvées pendant que d'autres habitent autour de l'homme pour l'exciter au mal. De même que l'Ange gardien jouit de la béatitude céleste en veillant aux côtés de l'homme qui lui est confié, ainsi les démons qui rôdent autour de nous comme le lion dévorant cherchant une proie à dévorer, *tanquam leo quærens quem devoret* (S. Petr.), endurent les souffrances de l'enfer qu'ils portent en eux-mêmes.

IV. — Des âmes séparées et de leurs manifestations.

La foi catholique enseigne que les âmes séparées de leurs corps sont placées dans un lieu

conforme à leurs mérites. Les unes reçoivent
dans le ciel la couronne due à leurs vertus ; les
autres sont plongées dans les ténèbres de l'enfer,
en châtiment de leur impénitence; celles qui
n'ont pu satisfaire en ce monde à la justice divine pour leurs fautes déjà remises, vont au
purgatoire jusqu'à ce que, suffisamment puri-
fiées, elles soient dignes de refléter en elles les
rayons du soleil de la gloire. Ces âmes sont arri-
vées à ce que les théologiens appellent l'état de
terme ; elles sont fixées dans la justice ou dans
le mal éternels.

Faites pour être unies à leurs corps, les âmes
séparées *ne peuvent agir sur d'autres corps que
les leurs*, à l'exclusion de tout autre. Elles possèdent encore radicalement leurs puissances sen-
sitives; mais, en raison de leur séparation
d'avec leurs corps, leur mode de reconnaissance est totalement changé : *elles n'ont aucune
communication avec notre monde, anima mor-
tuorum rebus viventium non intersunt.* « Les
âmes des morts ne s'occupent pas des affaires
des vivants », dit saint Augustin. L'âme bien-
heureuse ne connaît les choses de ce monde
que par la contemplation du Verbe de Dieu, qui
les leur révèle, selon sa volonté, de la même
manière qu'aux Anges. Les âmes du purgatoire

ne les connaissent que par une révélation spéciale de Dieu ou des bons Anges, ou par les âmes qui viennent les rejoindre dans ce lieu de souffrance : ces communications ne peuvent avoir lieu que par une permission particulière de la miséricorde divine. Quant aux âmes de l'enfer, elles sont plongées dans des ténèbres intérieures et extérieures ; noyées dans la douleur et absorbées par la considération de leur peine, *elles ne s'occupent pas des choses de ce monde avec lequel elles n'ont aucune communication :* si parfois elles savent quelque événement de cette terre, c'est par un effet spécial de la volonté divine.

La résidence ordinaire des âmes séparées est le ciel, le purgatoire ou l'enfer. Est-ce à dire pour cela qu'elles n'en peuvent pas sortir? Non : les âmes bienheureuses ont la faculté de pouvoir se transporter là où elles veulent; mais toujours conformément à la volonté de Dieu. Il n'en est pas de même des âmes du purgatoire, elles n'ont point cette faculté; Dieu peut leur accorder la grâce de venir demander des prières aux vivants, cela est arrivé quelquefois; et lorsqu'elles sont entrées dans le séjour de la lumière, du repos et du rafraîchissement, *elles ne reviennent plus en ce monde.* Quant aux âmes damnées, Dieu

peut leur donner la permission spéciale et rare
de sortir de l'enfer pour apparaître aux hommes,
mais c'est pour l'accomplissement de ses desseins
de miséricorde sur eux, afin de les ramener dans
le chemin du salut par des avertissements et une
frayeur salutaires.

Mais ces apparitions ou manifestations sont
très-rares, et, nous le répétons, *elles ne peuvent
avoir lieu sans une permission expresse de la
volonté divine :* or, cette permission a toujours
pour fin la gloire de Dieu, le plus grand bien
des hommes, et non la satisfaction de leur vaine
curiosité. Quelle autre puissance que celle de
Dieu peut agir sur ces âmes? Aucune : serait-ce
celle des mauvais Esprits? ils n'en ont point sur
les âmes du purgatoire. Victorieuses de ses
attaques, elles n'ont aucun rapport avec eux : le
vainqueur n'est jamais soumis aux lois de celui
qu'il a vaincu. Ils n'ont pas davantage de pouvoir
sur les âmes damnées; la seule puissance qu'ils
ont sur elles est celle du bourreau sur le sup-
plicié, ils peuvent les tourmenter; hors de là
ils n'ont d'autre action sur elles sans la permission spéciale de Dieu. A plus forte raison l'homme
n'a-t-il aucun pouvoir sur elles. C'est pourquoi
les véritables apparitions *n'ont d'autre cause
que la volonté divine;* et lorsque les âmes des

morts se manifestent réellement aux vivants,
c'est toujours sans être appelées ou évoquées,
elles ne sont jamais attendues. Alors elles sont
toujours revêtues de cette majesté, de cette gra-
vité sereines qui conviennent aux miracles du
Très-Haut : rien de puéril, rien de léger ou de
trivial dans les œuvres de Dieu ; toutes les plus
petites comme les plus sublimes sont marquées au
sceau de ses armes ; il laisse toujours sur elles
les traces de ses mains et de sa grandeur : *Digi-
tus Dei est hic* « Le doigt de Dieu est là », s'é-
crie-t-on en les contemplant.

Ecoutons l'enseignement de saint Augustin
sur cette matière si dangereuse et si délicate :
« Ah ! dit-il dans son livre *de Cura pro mortuis,*
» si les âmes des défunts pouvaient intervenir
» dans les affaires de ce monde et des vivants,
» elles nous entretiendraient toutes les fois que
» nous les voyons en songe, et, pour ne rien dire
» des autres, elle serait auprès de moi toutes les
» nuits, cette mère sainte et bien-aimée qui,
» pendant ma vie, ne m'abandonnait ni sur terre,
» ni sur mer ! Et cependant elle ne vient jamais
» consoler les chagrins du fils qu'elle aimait
» uniquement et dont elle ne pouvait supporter
» les tristesses. Mais le psaume a dit vrai : « C'est
» parce que mon père et ma mère m'ont aban-

» donné, que le Seigneur m'a recueilli. » Et s'ils
» nous ont abandonnés, comment pourraient-ils
» savoir ce que nous faisons ou souffrons?...
» Comment pourrons-nous dire, en effet, que les
» morts sont en repos, s'ils continuent de voir
» après leur mort toutes les calamités qui nous
» affligent?... Que devient la promesse faite par
» Dieu au roi Josias, « de l'enlever de ce monde
» afin qu'il ne vît pas les maux qui allaient l'af-
» fliger »? Il faut donc avouer que les morts ne
» savent pas ce qui se passe dans ce monde, au
» moins au moment où cela se passe, car ils
» peuvent l'apprendre de ceux qui vont les re-
« trouver, ou par des communications angéliques
» dans la mesure de la permission divine. Par
» là, dans la même mesure, et par la même
» raison, certains morts, comme l'Écriture le
» témoigne, sont envoyés sur terre, comme il
» est dit de Moïse, de Samuël et d'Élie. »

« Gardons-nous de confondre l'ordre et les
» limites de la nature avec l'ordre miraculeux.
» Quoique Dieu se trouve aussi dans les choses
» de la nature, et que les miracles aient aussi
» leur côté naturel, il ne faut pas penser que
» tous les morts interviennent parce que les
» martyrs sont venus aider ou guérir quelquefois
» ceux qui les invoquaient. Mais il faut bien se

» persuader que, dans ce cas, *c'est par un acte*
» *de la puissance divine, précisément parce que*
» *les morts en sont incapables par la leur.* »

Mais, dans ces rares exceptions, ordinairement
les apparitions ou manifestations ne sont pas
personnelles; ce sont les Anges ou les démons
des âmes que Dieu veut mettre en rapport avec
ce monde qui apparaissent à leur place et sans
qu'elles le sachent. Les Esprits bons ou mauvais,
disent tous les théologiens, se font des appa-
rences de corps au moyen de la lumière diffuse
dans l'espace et des matières en suspension dans
l'atmosphère; ces images laissent au toucher une
sensation *de froid humide* ou bien de chaleur
parfois brûlante. C'est au moyen de ces appa-
rences ressemblantes au défunt qu'ils se mon-
trent aux hommes.

Or, les mauvais Esprits savent combien les
défunts sont vivants dans les cœurs de ceux qui
les ont aimés sur la terre : c'est pour cela qu'ils
ont coutume *de se faire passer pour les âmes*
des morts, afin de tromper plus facilement les
hommes par ce qui touche leurs affections les
plus fortes. Les Pères et les docteurs de l'Église
signalent aux fidèles de tous les siècles cette
ruse des mauvais Esprits. Tertullien, dans son
Traité de l'âme, dit : *Nunc in Angelos lucis se*

transformant, nunc Dei simulant, nunc sanctorum hominum; et qui horum possunt personam effingere, non poterunt spiritum vel purgandorum vel damnatorum hominum « Tantôt les démons se transforment en anges de lumière, tantôt ils se font passer pour Dieu ou pour les saints; ceux qui peuvent prendre de telles formes, ne peuvent-ils pas aussi se faire passer pour les âmes du purgatoire ou des damnés? » *Simulant Deos et animas defunctorum* : ils se donnent pour des dieux ou pour les âmes des défunts, dit saint Augustin. Méfiez-vous de ceux qui disent : *Anima illius ego sum.* « Je suis l'âme d'un tel », s'écrient S. Clément et S. Jean Chrysostome ; soyez sûrs que ce sont des démons. — Tous les rituels de l'Église donnent pour règle que tous les Esprits qui disent obéir à nos moyens humains d'évocation, doivent être rangés au nombre des Esprits mauvais ; *c'est pourquoi tous ceux qui sont rappelés sur la terre au moyen de certaines paroles ou de certains signes, doivent à bon droit être suspects à tout le monde.* Nous trouvons le même enseignement dans le traité de la canonisation des saints du grand docteur et pape Benoît XIV : « On doit rejeter comme » suspectes, dit-il, toutes les apparitions révéla- » trices qui renferment quelque chose d'inutile,

» de curieux, d'insolite et de nouveau... Il faut
» faire ensuite une grande attention aux per-
» sonnes; tous les docteurs regardent une révé-
» lation comme suspecte par cela seul qu'on l'a
» désirée, demandée, même pour la plus grande
» gloire de Dieu. La fréquence, la répétition et la
» prostitution de ces révélations à toute heure et à
» tout venant, sont d'autres causes de suspicion. »
Citons encore le cardinal Bonald : « Une des
» tromperies ordinaires de l'ennemi des hommes,
» est de prendre le masque d'une personne décé-
» dée, et de demander sous cette forme des priè-
» res, des aumônes, etc... Les services rendus aux
» vivants, même sans aucun mélange de légèreté,
» les exhortations à la vertu, les reproches adres-
» sés aux pécheurs, ne peuvent nullement ser-
» vir à les distinguer, car Satan procure parfois un
» moindre bien pour en empêcher un plus grand. »
Ainsi donc, c'est en prenant le masque d'une
personne décédée que les mauvais Esprits se
sont le plus souvent efforcés et s'efforcent encore
de tromper les hommes. Ils empruntent alors
des signes quelconques de convention pour se
mettre en communication avec eux, et par leur
mélange habile d'erreurs, de mensonges et de
vérités, ils les entraînent à travers les déceptions dans l'abîme de la douleur éternelle.

DEUXIÈME PARTIE

I. — Exposé des faits.

Après avoir exposé dans les articles précédents la doctrine de l'Église sur les Esprits, leur nature, leurs forces et leur état, nous parlerons des faits qui émeuvent en ce moment la société tout entière.

Quelques années avant la grande révolution, Mesmer apporte d'Allemagne en France le magnétisme, qui s'appelle, à cette époque, mesmérisme : la vieille société française, incrédule au sujet des miracles de Jésus-Christ, s'enthousiasme pour les merveilles opérées par la cure et les passes de Mesmer. Les guérisons extraordinaires du médecin allemand lui attirent de nombreux

adeptes : mais la persécution le force bientôt à
quitter la France, où il laisse une école initiée
à ses mystères. M. de Puységur, l'un de ses plus
fervents adeptes, continue l'application des principes de son maître ; il retrouve l'extase magnétique ou le somnambulisme. Dès lors, la cuve de
Mesmer est abandonnée ; le somnambule est médecin ; la clairvoyance ou la double vue dont il
est doué lui révèle les souffrances d'un malade
éloigné : il en décrit la maladie, il ordonne les
médicaments qui semblent le guérir ; et pour
cela il n'a besoin que de toucher un objet appartenant au malade ; souvent même un objet ma-
gnétisé devient un agent médical. Le somnambule
voit à travers les murailles, il lit dans un livre
fermé. Telle est la première phase du spiritisme ;
l'*attention* et la curiosité publiques sont éveillées,
la *confiance* est accordée à l'agent mystérieux,
caché jusqu'alors sous le masque du fluide pré-
tendu magnétique.

Bientôt le magnétisme se transforme en spiritisme, les esprits frappeurs se révèlent, les
tables tournent, d'abord au moyen de la chaîne
que chacun connaît, ensuite à la seule volonté
de l'opérateur. Sous l'empire de cette volonté,
non-seulement des tables, mais des meubles
pesants, s'élèvent dans l'air, fuient, avancent ou

reculent; plus tard, ces phénomènes se manifestent spontanément sans l'intervention de la volonté humaine. Au moyen d'un nombre de coups correspondant aux lettres de l'alphabet, les tables consultées donnent leurs réponses; par un crayon attaché à un de leurs pieds, elles rendent leurs oracles. Bientôt le crayon écrit tout seul sans aucun secours visible; peu à peu une main, puis un bras apparaissent, conduisant sur le papier le crayon ou la plume; cette main et ce bras se promènent autour de l'assemblée et viennent glacer les mains de tous les assistants stupéfaits par une *humide et froide étreinte*. L'agent occulte et intelligent de ces phénomènes se révèle donc insensiblement. Interrogé, il se fait ordinairement passer pour l'âme d'un défunt; mais plusieurs fois sommé au nom de Jésus-Christ de dire son vrai nom, il a été obligé de l'avouer : Je suis Satan, a-t-il écrit ou répondu.

Le système se perfectionne, le médium n'est plus une table, une plume, un crayon ou un autre objet; c'est un homme, et plus souvent une femme ou un enfant. Sa main, placée d'une manière particulière, est saisie par l'agent; elle compose des vers, elle dessine, elle décrit des réponses, en différentes langues qu'il n'a jamais

apprises ; elle reproduit des hiéroglyphes semblables à ceux que l'on retrouve sur les obé-
lisques et sur les stèles de l'ancienne Égypte.

Le médium parle aussi ces différentes langues,
entre autres le syriaque, langue dans laquelle
les démons répondaient au Sauveur. Il évoque
les âmes des défunts, et un Esprit vient répondre
aux interrogateurs en se faisant passer pour
l'âme évoquée.

A sa volonté, il est élevé et transporté en l'air
par une force invisible autour de la salle où se
donne ses séances.

Or, ces faits se reproduisent tous les jours
dans les médiums de toutes les conditions et de
tous les âges, en présence de témoins nombreux appartenant à toutes les classes de la société. Beaucoup sont venus incrédules aux séances
et en sont sortis convaincus de la réalité des
phénomènes qu'ils ont vus s'accomplir sous leurs
yeux, après avoir pris les moyens nécessaires
pour empêcher la supercherie de les abuser. Il
faut donc croire à la réalité de ces faits, ou bien
récuser tout témoignage humain, accuser de
mauvaise foi, de fourberie et de mensonge ces
millions de spirites répandus dans le monde, ou
dire qu'ils sont tous le jouet d'hallucinations
collectives : or, ces accusations, ces allégations

gratuites ne viennent-elles pas se heurter et se
briser contre le caractère, la loyauté, l'honneur,
la haute intelligence et le bon sens des nombreux
témoins des faits spirites?

Cependant beaucoup d'hommes sérieux et
instruits refusent encore, non-seulement de
croire aux phénomènes qui agitent la société qui
les environne, mais encore ils ne veulent pas les
examiner. Pourquoi donc tant d'opiniâtreté unie
à une honorabilité incontestable? C'est parce
qu'il leur faut renverser tout l'édifice de leurs
idées, et le reconstruire entièrement. Ils ne
croient pas au surnaturel, ils nient même la
possibilité d'un fait surnaturel; ils sont sous
l'empire de cette parole de Voltaire : Pas de Satan, pas de Rédempteur. Pour eux, le spiritisme
est un événement trop moderne, ils ne voient
pas sa filiation avec le paganisme, dans lequel
ils sont accoutumés à ne voir que des symboles
ou de la fourberie.

Or, nous disons que le spiritisme est aussi
ancien que le monde : le premier médium fut le
serpent qui trompa Adam et Ève, et le dernier
ne sera pas M. Home, l'un des plus remarqua-
bles de notre époque. C'est pourquoi, dans le résumé qui va suivre, nous montrerons l'identité
du spiritisme avec tous les paganismes.

II. — Le spiritisme devant le paganisme.

Le magnétisme, le somnambulisme et les tables tournantes ne sont pas des faits nouveaux; ils ont été connus dans la plus haute antiquité, ainsi que le spiritisme dont ils ne sont que des modifications. Chez tous les peuples païens le spiritisme est le fond, l'essence de leurs mystères, et les prêtres des faux dieux en ont toujours gardé précieusement la tradition secrète dans leurs temples. C'est là que les malades allaient demander leur guérison aux dieux par l'intermédiaire de leurs prêtres. Chez les Chaldéens, adorateurs des astres, les mages, renommés à cause de leur science, opèrent de nombreux prodiges par les mêmes moyens que notre magnétisme; ils emploient aussi les insufflations, les attouchements, les passes, les impositions des mains; le sommeil magnétique en est le résultat. En Assyrie, c'est dans le temple de Bel, à Babylone, que se passent les mêmes mystères : Hérodote nous montre les malades et les consultants y allant chercher, les uns la guérison de leurs maux, et les autres les réponses à leurs questions. Dans les temples de l'Inde, les prêtres de Brahma opèrent les mêmes prodiges.

Les sanctuaires de Sérapis, d'Osiris et d'Anubis, en Égypte, sont de véritables hôpitaux; les malades, endormis par les mains des prêtres, y révèlent les remèdes qui doivent les guérir.

Les Grecs reçurent leur science des Égyptiens et des Phéniciens, ils la transmirent aux Latins. En Grèce et dans l'empire romain, chaque ville possédait un temple de la santé; les plus célèbres étaient ceux d'Esculape et d'Apollon. Leur enceinte contenait un certain nombre de chambres où la volonté du dieu se faisait connaître par la bouche des malades.

Avant de dormir avec le dieu, le requérant devait se soumettre aveuglément à une préparation spéciale; le jeûne et l'abstinence du vin lui était imposés pendant un certain nombre de jours, on lui faisait subir des massages et des passes magnétiques. Lorsque le prêtre le jugeait suffisamment préparé, il l'introduisait dans une des chambres de l'enceinte; après de ferventes prières, il le couchait sur la peau d'une victime immolée en l'honneur du dieu, ou dans un lit richement orné. Alors le prêtre se retirait et le malade attendait paisiblement le sommeil divinatoire, l'apparition du dieu ou bien la révélation de la plante qui devait le guérir. Le jour suivant, à son réveil, il racontait aux prêtres ce qu'il avait vu ou entendu pendant la nuit, et ceux-ci inscrivaient ses révélations sur des tablettes, ainsi que toutes les circonstances de sa guérison.

De nombreuses mains suspendues, par la reconnaissance, aux voûtes et aux murailles des temples témoignaient de la vérité de ces cures merveilleuses ; elles représentaient la main salutaire du dieu, et portaient des inscriptions relatant toutes les circonstances de la guérison du malade. Parmi les consultants dont on a retrouvé les noms sur ces *ex-voto*, nous citerons Périclès, Alexandre le Grand, Pyrrhus, Ptolémée Soter, Vespasien, Antonin et Cicéron, et les principaux historiens qui rapportent ces innombrables faits de guérison sont : Hérodote, Denys d'Halicarnasse, Plutarque, prêtre de Delphes ; Tacite. Spartien, Arrien, Suétone, Valère Maxime, etc...; leur témoignage est assez grave pour mériter la confiance des hommes sérieux.

Au iiie siècle de notre ère, ce genre de consultation était encore très répandu. A Rome, le temple d'Épidaure, sanctuaire d'Esculape, situé dans une île du Tibre, était renommé par les nombreuses cures qui s'y opéraient. De tout temps, les aruspices de l'Étrurie y venaient exercer la médecine avec les augures romains.

Les ministres de toutes les religions fausses, quels que soit leurs dieux, curètes, telgines, etc., exerçaient donc tout à la fois les fonctions de médecins, de magnétiseurs, de médiums et de magiciens, qui se résumaient dans le sacerdoce. Hippocrate n'était-il pas un de ces prêtres? Ses formules n'étaient-elles pas empruntées aux tablettes conservées avec soin dans les temples? Sa science n'était donc que le résultat des observations qu'il avait faites dans l'exercice de ses fonctions sacerdotales. Gallien, son célèbre rival, ne dissimule pas les sources où il a puisé sa science; il avoue qu'il doit la plus grande partie de ses lumières aux songes et aux secours divins. De nos jours encore, chez tous les peuples païens, dans l'Inde, en Chine, comme dans les peuplades nègres de l'Afrique et dans les tribus indiennes des deux Amériques, le prêtre de Boudha ou du serpent fétiche est médecin et sorcier tout à la fois.

Outre le sommeil magnétique, les anciens consultaient aussi des tables tournantes; tous les temples possédaient quelques-unes de ces tables, consacrées par des rites particuliers pour rendre les oracles. Il y a seize siècles, Tertullien en parlait en ces termes : *Magi phantasmata edunt,... habentes semel incitatorum angelorum*

*et dæmonum assistentem sibi potestatem, per
quos et capræ et mentæ divinare consueverunt*
« Les mages évoquent les spectres... ils sont
» assistés de la puissance des anges et des dé-
» mons qu'ils invoquent une seule fois ; c'est par
» eux que les chèvres et les tables ont coutume
de deviner. » L'histoire ne nous parle pas des
chèvres, mais elle nous montre des boucs, et
en particulier celui de Mendès, dans la basse
Égypte, rendant des oracles. Le bouc n'a-t-il pas
toujours joué un rôle dans la magie?

Ces tables ou trapèzes étaient consacrés d'une
manière spéciale. Cicéron, dans son *Traité sur
la nature des dieux*, dit que les tables hiérati-
ques n'ont rien de commun avec les tables pro-
fanes; rappelons-nous qu'il était augure, il devait par conséquent connaître leurs exploits.
Parmi les tables célèbres de l'antiquité on cite
la table de Darius, sur laquelle étaient gravées les
images des dieux. Les Grecs avaient la table de
Delphes; et, dans la caverne de Bura en Achaïe,
celle d'Hercule, qui rendait les sorts par le
moyen des osselets qu'on jetait dessus. Les Romains avaient aussi leurs tables aux libations et
de la fortune; elles s'agitaient et tournaient
comme les autres. Dans toute l'Asie, les tables
tournantes ont toujours été connues; en Chine,

elles écrivent, comme les nôtres, avec une plume ou un crayon attaché à l'un de leurs pieds.

Chez tous les peuples païens, le cercle a toujours eu une signification mystérieuse et quelque chose de divin. Leurs mages croyaient que le mouvement circulaire ne pouvait être imprimé que par une intelligence; ils en concluaient que, si ce mouvement ne venait pas de l'homme, il devait avoir un esprit moteur. C'est de là que vint probablement, non-seulement la consultation des tables, mais encore de toute espèce d'objets tournants, comme les rhombes et les cylindres couverts d'hiéroglyphes, que M. Charton a retrouvés dernièrement dans l'ancienne Assyrie. Les mages chaldéens et les prêtres égyptiens consultaient les démons au moyen de fuseaux tournants ou boules d'Hécate; en Grèce, on se servait pour la même fin de rhombes, qui étaient une espèce de toupie. Tous ces peuples se servaient de la roue divinatoire, qui vient d'être remise en honneur en Amérique par les médiums. Au moyen âge, les sorciers faisaient tourner le ta-rot; de nos jours, les femmes Arabes consultent leurs jarres tournantes; le nègre de l'Afrique et le sauvage de l'Amérique interrogent une calebasse appelée maracca par les Indiens de l'Amérique du Sud.

L'esprit qui se sert des tables et autres objets pour se mettre en communication avec les hommes, peut aussi bien les tromper par l'intermédiaire des statues. Aussi le paganisme tout entier n'est-il que le culte de Satan animant les statues et les animaux sacrés, rendant des oracles par la bouche de leurs prêtres et de leurs pythies. Or, cette action sensible des mauvais esprits explique la raison pour laquelle des nations entières et des hommes célèbres par leur génie et leurs exploits, ont été et sont encore attachés au culte des idoles : ainsi le spiritisme moderne éclaire et explique le spiritisme ancien. Aussi l'Ange de l'école, saint Thomas, a-t-il saisi la vraie cause de l'idolâtrie : « La seconde cause qui a mis le sceau à l'idolâtrie et qui en a été la consommation, dit-il, provient des démons. Ils se sont eux-mêmes proposés à l'adoration des hommes en donnant des réponses par le moyen des idoles et en opérant certaines choses qui semblaient des prodiges. C'est pourquoi le Psalmiste a dit : *Omnes dii gentium dæmonia* « Tous les dieux des nations sont des démons. »

Or saint Thomas, dans ce passage, ne fait que résumer la doctrine des Pères de l'Église. Écoutons saint Cyprien : « Les démons s'introduisent dans les statues; ce sont eux qui animent la fibre des victimes; ils inspirent de leur souffle le cœur des devins et donnent une voix aux oracles. » Il n'est donc pas étonnant que, pour éloigner son peuple des abominations qui l'environnaient, Dieu dénonce la peine de mort contre les Israélites qui consulteront l'esprit de Python et contre les pythonisses.

L'antiquité tout entière appelle ses idoles *spirantia simulacra*, « simulacres respirants »; n'est-ce pas parce qu'elle était convaincue que ces statues étaient quelquefois animées, et Lucien n'avait-il pas entendu leurs réponses dans le temple de la déesse de Syrie?

Dans les temps les plus reculés, chaque famille possédait certaines statuettes appelées *téraphims*: c'étaient les dieux chargés de la protection du foyer domestique. Ces images avaient la forme d'un enfant et répondaient aux questions que leur adressaient les maîtres de la maison. Elles passaient pour avoir le don de prophétie, dit Maïmonide, et pour indiquer à leurs propriétaires ce qui leur était utile ou salutaire.

La Genèse en fait mention; elle nous les montre en Mésopotamie chez Sarug et Tharé, les ancêtres d'Abraham, qui adoraient ces petites idoles de terre cuite; elles furent enlevées à Laban par Rachel, lorsqu'elle s'enfuit du toit paternel avec Jacob son époux : or, disent les rabbins, Rachel les avait soustraites à son père pour qu'il fût dans l'impossibilité de connaître la route qu'elle avait prise avec Jacob.

Hermès Trismégiste les appelle statues prévoyant l'avenir.

Philon de Biblos raconte que les Juifs consultaient autrefois les démons comme les Amorrhéens, surtout au moyen de statuettes d'or qui leur indiquaient ce qu'il fallait éviter ou faire. Photius ajoute : « Tous ces simulacres étaient des esprits, il ne faut pas y chercher autre chose. »

Pour fabriquer ces téraphims, souvent on immolait un enfant encore assez jeune pour que son âme ne fût pas encore séparée de l'âme du monde : sa tête était embaumée, et on y attachait son âme par des enchantements; dans la bouche était placée une lame d'or. Les adorateurs allumaient des lampes devant l'idole et en attribuaient les réponses au dieu dont le nom était gravé sur la lame d'or; l'âme de l'enfant passait pour son interprète. La tête que le Scandinave Odin consultait dans ses difficultés n'était-elle pas un téraphim du même ordre? Tous les peuples païens avaient leurs téraphims : les Grecs, les Syriens, les Égyptiens qui les nommaient *tarap*, et les Phéniciens qui mettaient des os humains dans leurs statuettes.

Dans le nouveau monde, les Péruviens avaient aussi leurs dieux domestiques appelés *alrunes*. Ils les emportaient partout avec eux, les consultaient et en obtenaient des réponses; ils étaient persuadés que la possession de ces statuettes avait une grande influence sur leur avenir.

Les Romains avaient leurs dieux lares; c'étaient de petites statues de métaux précieux, d'ivoire, de bois ou de cire; souvent elles étaient faites avec la racine de mandragore. Ces idoles faisaient une branche importante de commerce; dans leur acquisition, on apportait toutes les précautions nécessaires pour s'assurer de leur bonté; la loi des Douze Tables mettait des conditions très-sévères à leur vente. L'esprit que renfermaient ces statuettes était chargé de la direction des affaires domestiques; il devait révéler l'avenir à son possesseur. Le lare qui n'aurait pas été au moins d'égale force avec nos tables et nos médiums eût perdu toute sa valeur.

Rome avait ses fêtes des esprits, instituées et érigées en culte officiel par Romulus, et maintenues par l'autorité des sibylles et de la loi des Douze Tables. On les appelait *lémurales;* elles

étaient célébrées trois fois par an, le 2 février,
le 1er mai et le 9 décembre. En ces jours de
triste mémoire, le monde souterrain était ouvert
et les mânes revenaient habiter au milieu de
leur famille, qui donnait en leur honneur des
fêtes et des festins. Alors c'était le temps des
vacances, toute affaire importante était inter-
rompue ; mais quelquefois les mânes troublaient
la joie de leur famille ; les esprits révélaient
leur nature par des impertinences grotesques ou
sérieuses ; on était obligé de les chasser par les
mots consacrés : « Mânes paternels, sortez. »
Pour se débarrasser des esprits importuns,
d'abord on leur immola des enfants, ensuite on
eut recours aux sacrifices d'animaux, puis vin-
rent les combats de gladiateurs. L'effusion du
sang et les sacrifices humains, telle est partout
la fin du culte des esprits.

En Chine, au Japon, dans toute l'Asie, nous
retrouvons le culte des esprits dans celui des
ancêtres ; ce sont toujours les mêmes manifestations, les mêmes révélations ; les rites seuls
diffèrent.

Par ce que nous venons d'exposer brièvement,
nous voyons que le culte des esprits est la substance du paganisme de tous les temps ; le spiritisme n'est donc qu'une nouvelle manifestation

de l'esprit du mal, qui tente un nouvel effort
pour reconquérir le monde.

III. — Doctrine.

« Il y aura une Église spirite, qui aura un
» chef, pape ou autre, n'importe son nom; cette
» Église sera à son tour la fille aînée... Pas
» d'objection rationnelle à cette vérité. Si Dieu
» nous a dit de suivre les avis de son Église,
» libre à lui de nous dire aujourd'hui : Je parle...
» écoutez et obéissez... Église, toi, la première,
» sois soumise à mes esprits qui te porteront
» mes ordres. »

Ainsi parle madame Dozon, la sainte inspirée
de la revue spirite. Le spiritisme a donc la prétention d'être une religion, et de plus, de remplacer non-seulement l'Église catholique, mais
encore le christianisme entier. Pour atteindre
plus facilement ce but, le vrai Protée sait prendre toutes les formes, et tout en paraissant mé-
nager les dogmes catholiques, il insinue parfai-
tement qu'ils pourraient n'être pas vrais, ou bien
il nie certaines vérités qui souvent répugnent
aux passions humaines. Examinons donc les
principales doctrines du spiritisme, et compa-

rons-les à l'enseignement catholique : à ses fruits nous connaîtrons l'arbre.

L'Église affirme : 1° qu'il y a des bons anges et des démons ; 2° que les âmes n'existent pas avant la conception ; 3° qu'à la mort de l'homme l'âme se sépare temporairement du corps : alors elle est arrivée à l'état de terme, elle a atteint sa fin, elle est fixée dans le bien ou dans le mal à tout jamais ; elle va au ciel, ou en purgatoire, ou en enfer, selon ses mérites ; 4° au jour de la résurrection générale, l'âme se réunira de nouveau à son corps pour recevoir avec lui la récompense ou le châtiment éternels de ses bonnes ou de ses mauvaises actions.

Dans le spiritisme, il n'y a point d'anges ni de démons au sens catholique, il n'y a que des esprits qui sont les âmes des hommes dépouillées de leur enveloppe corporelle. Les esprits sont divisés en plusieurs classes ; les démons ne sont que ces esprits imparfaits qui murmurent contre leurs épreuves, et, pour cela, les subissent plus longtemps : ils animeront à leur tour, quand ils en auront la volonté. Si Jésus-Christ a parlé des démons, il ne l'a fait que dans un sens allégorique, car Satan est évidemment la personnification du mal sous une forme allégorique.

La base du spiritisme est donc une hérésie

formelle, la négation de l'existence des démons au sens catholique. Créés égaux, les esprits ne connaissent pas leur origine; leur libre arbitre doit avoir son cours; ils progressent plus ou moins rapidement en intelligence et en moralité. Dieu leur impose l'incarnation pour les faire arriver à la perfection; pour les uns elle est une expiation, pour d'autres elle est une mission. Mais, pour arriver à cette perfection, ils doivent subir toutes les vicissitudes de l'existence corporelle; c'est par là que l'esprit supporte sa part dans l'œuvre de la création.

Qu'est-ce que l'âme? Un esprit incarné. Les âmes et les esprits sont identiquement la même chose. Avant de s'unir au corps, l'âme est un de ces êtres intelligibles qui peuplent le monde invisible et qui revêtent temporairement une enveloppe charnelle pour se purifier par des épreuves et s'éclairer par l'expérience. L'esprit est uni à un corps par une substance semi-matérielle qui lui sert d'enveloppe : cette substance s'appelle le perisprit. Il achève dans d'autres existences, en s'incarnant à nouveau, ce qu'il n'a pu parfaire dans les premières. L'esprit qui avance vite s'épargne des épreuves; toutefois, ces incarnations successives sont toujours très-nombreuses, car le progrès est presque infini.

Après sa dernière incarnation, l'esprit devient esprit bienheureux : il est pur esprit.

Voilà le résumé de la doctrine spirite telle qu'elle est formulée dans les principaux ouvrages de ses pontifes. Au reste, il n'y a rien de nouveau parmi ces erreurs. Dès les premiers siècles de l'Église, les origénistes et les priscillianistes n'ont-ils pas enseigné la préexistence des âmes qui passent par une succession d'états : angélique, humain, animal et démoniaque; c'est pourquoi le cinquième concile œcuménique condamna le spiritisme de ce temps par le canon suivant : « Si quis dixerit ex angelico et archan-
» gelico statu, animalem statum fieri, ex animali
» autem dæmoniacum et humanum, ex humano
» vero angelos iterum dæmones fieri et singulos
» ordines cœlestium virtutum... anathema sit. »
Si quelqu'un dit que l'état angélique ou archangélique peut être transformé en celui d'animal, et l'état animal en l'état démoniaque et humain, et que l'homme peut devenir ange et de nouveau démon, et membre de chacun des ordres des vertus célestes... qu'il soit anathème. Dans le canon suivant, il condamne ceux qui affirmeraient qu'il a existé deux sortes de démons, composés des âmes des hommes et des esprits principaux aussi tombés. « Duplex extitisse dæ-

» monum genus constans ex animabus hominum
» et ex præstantioribus spiritibus ad hoc de-
» lapsis. »

La doctrine catholique enseigne que l'âme est
unie immédiatement au corps sans intermédiaire, elle en est la forme, ainsi l'a défini le
concile général de Vienne : Nous condamnons
comme erronée et ennemie de la vérité catholique la doctrine affirmant que la substance de
l'âme raisonnable ou intellective n'est pas vrai-
ment et par elle-même la forme du corps, ainsi
que celle qui la met au nombre des choses dou-
teuses : « Doctrinam asserentem aut vertentem
» in dubium quod substantia animæ rationalis
» seu intellectivæ verè et per se humani corporis
» non sit forma, ut erroneam et veritati catho-
» licæ inimicam, damnamus. »

Nous trouvons donc dans le spiritisme la négation de l'enseignement formel du Sauveur et
de l'Église, et l'affirmation d'erreurs très-an-
ciennes condamnées à différentes époques :
1° négation de l'existence des anges et des démons au sens catholique; 2° négation de la
résurrection des corps ; 3° affirmation de la préexistence des âmes, par conséquent 4° négation
du péché originel; donc 5° négation du christianisme tout entier, de l'incarnation du Verbe

de Dieu, de la rédemption, des sacrements et de la mission de l'Église, devenus inutiles puisqu'il n'y a pas de péché originel ; 6° négation du ciel, du purgatoire et des peines éternelles ; 7° affirmation de la métempsycose. C'est ainsi que le spiritisme entend le progrès ; il a la prétention de se substituer à l'Église, au christianisme qui est trop vieux et qui ne répond pas aux aspirations modernes ; alors il fonde une religion plus nouvelle dont les grands pontifes sont Pythagore, les grands lamas du Thibet et de la Mongolie, et les plus fervents adeptes les fakirs de l'Inde. Quelle morale peut sortir de telles doctrines ? Celle des gnostiques, des Indiens et des Chinois, en un mot celle du paganisme. Métempsycose et panthéisme universel, voilà l'enseignement final du spiritisme, où aboutit aussi le rationalisme par une voie tout à fait opposée.

En présence de pareilles doctrines, un catholique doit-il hésiter à rompre avec une société qui affiche de telles prétentions ? avec une société qui ressuscite le paganisme en Europe et dont les doctrines ont été condamnées dans tous les temps par Dieu et l'Église, sous le nom de magie et de nécrolâtrie ? Non, il n'y a pas à hésiter ; sa vie, sa raison, son intelligence, sa moralité, sa foi et son salut sont menacés par ces pratiques

dans lesquelles les hommes croient chercher la
sagesse et ne trouvent que la folie, comme ces
Grecs dont parle saint Paul : « Græci sapientiam
quærunt et stulti facti sunt. »

IV. — Résultats.

D'après le système spirite, les esprits se divisent
en plusieurs catégories : il y en a de savants et
de faux savants, de bons et de mauvais, de sérieux et de badins, de sincères et de trompeurs,
de graves et d'orduriers, etc... Or, ces esprits
peuvent se mêler à toutes leurs communications
Spirites, vous êtes réunis avec recueillement autour du trépied, un esprit sérieux vous parle, mais
un esprit menteur et léger peut remplacer celui
avec lequel vous croyez vous entretenir; qui vous
prouve qu'il n'en est pas ainsi? Avez-vous des
moyens certains et infaillibles pour connaître lequel des deux esprits vous parle? M. Allan-Kardec,
l'un des grands pontifes spirites, n'en indique pas
et se trouve lui-même jeté dans de grandes per-
plexités lorsqu'il s'agit de répondre catégorique-
ment à cette question. Donc le spiritisme est
incertain dans ses révélations, et par conséquent
vain et illusoire. Tel est son premier résultat.

Deuxième résultat : il inspire le dégoût de la vie et pousse ses adeptes au suicide. Il prétend guérir les corps, donner aux âmes les plus douces consolations, et il en use et détruit les ressorts. Écoutons un savant de premier ordre en spiritisme, M. d'Orient : « Un de ces effets ordinaires, dit-il, » c'est d'inspirer à ceux qui subissent son in- » fluence, l'impatience et le dégoût de la vie, c'est » de les pousser même au suicide par une sorte » de fatalité. Ils disent qu'ils seront plus heureux » quand leur âme aura quitté le corps. » « Heu- » reux », s'écrie M. du Potet, le grand lama du magnétisme en France, « heureux ceux qui meu- » rent d'une mort prompte, d'une mort que l'Église » réprouve ! Tout ce qu'il y a de généreux se tue » ou a envie de se tuer. » Ces aveux ne révèlent-ils pas quel est le véritable agent du spiritisme ? Il ne peut pas être le même que celui qui a donné à l'homme ce précepte naturel : *Non occides* « Tu ne tueras pas » ; il ne peut même pas être autorisé par lui. Quelle ruse ! quel art pour posséder les âmes dont il jalouse le bonheur futur ! Satan les pousse au suicide, certain de posséder l'homme qui meurt en transgressant mortellement la loi de son Dieu. Ainsi donc, avis à ceux qui se livrent au spiritisme : ils subissent son influence ; ils sont à peu près certains d'être poussés nécessairement, par une sorte de fatalité, à se suicider, puisque tel est l'effet ordinaire du spiritisme; et ce crime, qui est une lâcheté de la part de l'homme qui refuse de supporter les épreuves de la vie, sera un acte de vertu, car il sera mort d'une mort que l'Église réprouve : aussi le nombre des suicides augmente-t-il en France d'une manière effrayante depuis l'extension du spiritisme.

Troisième résultat : il conduit à la folie. M. Kardec avoue que, dans une seule province des États-Unis, il y a eu quatre mille cas de folie causés par les pratiques spirites. Mais, si nous jetons les yeux sur les rapports médicaux de l'Europe, nous constaterons les mêmes effets. Dès la fin de 1853, un journal médical de Zurich révélait que, dans l'hôpital de cette ville, il y avait plus de cinquante victimes des tables tournantes et parlantes sur deux cents aliénés ; à Genève, à Munich, à Bruxelles, même résultat; la *Revue médicale* de Paris annonçait, le 15 octobre 1859, que la Société médicale de Gand comptait cinquante-quatre victimes des esprits frappeurs sur deux cent cinquante fous renfermés dans l'hôpital de cette ville.

Le docteur Is..., examinant dans le *Messager de la semaine* du 27 juillet 1861, les causes qui ont porté, en France, le nombre des aliénés de

vingt mille en 1820, à soixante mille, disait :
« Ce chiffre peut se passer de commentaire. En
» première ligne, parmi les causes qui font pro-
» gresser les cas de folie avec une si effrayante
» rapidité, il y a tout d'abord les expériences du
» magnétisme, les évocations et les tables tour-
» nantes... J'en vois des exemples déplorables
» et trop fréquents. Fuyez donc, croyez-moi,
» fuyez comme le plus sérieux des dangers la
» frivole satisfaction d'une curiosité que j'oserai
» qualifier d'impie. Vous pouvez vous y trouver
» tout à coup en présence de faits étranges, aux-
» quels ne résisterait pas, surtout par nos temps
» de surexcitation nerveuse, ce que vous pouvez
» posséder de bon sens. J'avais résolu de ne pas
» faire de morale, mais la statistique médicale
» que j'ai sous les yeux m'oblige à revenir sur
» cette résolution. »

M. Bonjean, membre de l'Académie royale de
» Savoie, s'écrie : Pères et mères qui ne tenez
» pas à développer chez vos jeunes filles des
» sentiments prématurés, époux qui tenez au
» repos de vos moitiés, méfiez-vous de la chaîne
» magnétique en général et de la danse des tables
» en particulier. »

Enfin, le spiritisme est la forme moderne de
la magie ; ses apôtres l'avouent. Dans sa *Magie*

dévoilée, M. du Potet est sur le point de révéler le secret, mais il se rappelle tout à coup ces paroles du mage Éliphas-Lévi : « Tous les mages » qui ont révélé leurs œuvres sont morts de mort » violente, et plusieurs ont été réduits au sui- » cide. » Alors il termine par cette conclusion prudente : « Je crois qu'il serait dangereux » pour l'existence même du magnétisme, d'aller » révéler à tous ce que quelques-uns doivent » seuls connaître. » Cependant il laisse entrevoir l'agent occulte du spiritisme. « Si j'entrais dans » de plus grands détails, continue-t-il, on com- » prendrait qu'il peut bien exister autour de » nous, comme en nous-mêmes, un être mysté- » rieux ayant puissance et forme, entrant et sor- » tant à volonté les portes bien fermées. Tout ce » qui se fait ainsi a un caractère de surnaturel » et l'est véritablement. »

Comment le mage Éliphas-Lévi appelle-t-il cet agent surnaturel? Écoutons-le : « C'est une force » connue des anciens et dont la direction tient » immédiatement au grand arcane de la magie » transcendantale : et cet agent, qui se révèle à » peine sous les tâtonnements des disciples de » Mesmer, est précisément ce que les adeptes » du moyen âge appelaient la matière du grand » œuvre. Les gnostiques en faisaient le corps

» igné du Saint-Esprit, et c'était lui qu'on ado-
» rait dans les rites secrets du sabbat ou du
» temple, sous la figure hiéroglyphique de Ba-
» phomet ou du bouc androgyne de Mandès. Cet
» agent est le serpent séducteur, le séducteur
» universel figuré par le serpent de la Genèse.

» Ce fut la nature qui m'instruisit, dit M.
» du Potet, en produisant sous mes yeux des faits
» indubitables de sorcellerie et de magie. Ce que
» nous ont enseigné les Mesmer, les Puységur et
» les Deleuze, est certainement, sous d'autres
» noms, ce que les Écritures condamnent, et ce
» que les anciens prêtres de notre religion pour-
» suivaient sans miséricorde et sans pitié. »

« La magie et le magnétisme sont deux mots
» qui doivent avoir pour nous le même sens »,
dit le docteur Teste, savant magnétiste.

Voilà donc l'opinion des chefs du spiritisme
sur leur science : ses résultats sont illusoires ;
il pousse au suicide, conduit à la folie, il est la
forme de la sorcellerie et de la magie. En un
mot, le spiritisme est le culte de Satan, il est une
nouvelle manifestation du paganisme accommodé
aux idées modernes. Telle est donc sa morale
officielle. Quelle sera sa morale occulte? L'étude
des mystères païens de tous les temps répondra
à cette question. La conclusion de tout ce que

nous avons dit est que tout chrétien doit éviter avec soin les réunions spirites ; sa santé, sa raison, son bonheur et son salut y sont intéressés.

FIN

TABLE

FIN DE LA TABLE

Le Spiritisme envisagé et réfuté au double point de vue dogmatique et moral, par le P. FUMEAUX, S. J., professeur au séminaire de Montauban. 1 petit vol. in-18 de 76 pages. 40 c.

Voix prophétiques, ou Signes, Apparitions et Prédictions modernes touchant les grands événements de la chrétienté au XIXᵉ siècle et vers l'approche de la fin des temps, par l'abbé J.-M. CURICQUE, prêtre du diocèse de Metz, membre de la Société d'archéologie et d'histoire de la Moselle, membre correspondant de la Société historique de Notre-

Dame-de-France; 5ᵉ édition, revue, corrigée et augmentée. 2 forts vol. in-12. 6 fr.

TOME Iᵉʳ. — Signes et Apparitions prophétiques. 1 fort vol. in-12 de LIV-621 pages.

TOME II. — Prophéties modernes proprement dites. 1 fort vol. de 720 pages.

Apparitions prophétiques d'une âme du Purgatoire à une religieuse d'un monastère de Belgique en 1870, par l'auteur des *Voix prophétiques;* nouvelle édition, brochure in-12 de 55 pages. 50 c

Trois apparitions d'âmes du Purgatoire, relations publiées avec l'approbation des supérieurs ecclésiastiques. Broch. in-12 de XV-124 pages. 1 fr.

Apparition de Notre-Dame de la Salette, racontée et expliquée par Mgr l'évêque de Grenoble. Brochure in-12 de 24 pages. 10 c.

Apparitions de la sainte Vierge à Krüth (Neubois), Alsace, par un Alsacien. 1 vol. in-12 de 83 pages. 75 c.

Pie IX et les secrets de la Salette, concordance entre la prophétie d'Orval et les lettres de Mélanie sur les événements actuels; 13ᵉ édition, aug-

mentée d'une préface sur l'incendie et l'endurcis-
sement de Paris. 1 vol. in-18 de 72 pages.   60 c.

Paris, ses crimes et ses châtiments, triomphe de
l'Église par la France régénérée; 3e édition. 1 vol
grand in-12 de vIII-140 pages.   1 fr. 25

L'Avenir dévoilé jusqu'à l'antechrist, supplément
contenant la traduction littérale de ces chiffres et
abréviations, avec des interprétations rectifica-
tives et complémentaires, suivies de quarante nouvelles prophéties enrichies d'annotations, par Victor C*** DE STENAY. 1 vol. in-8 de 240 pages, titres
rouge et noir.   6 fr.

Derniers Avis prophétiques, dont vingt inédits,
précisant la solution de la crise actuelle, le règne
de l'antechrist et la fin du monde, par l'auteur de
l'*Avenir dévoilé*. 1 vol. in-12 de 300 pages. 2 fr.

Le Prophète David Lazzeretti, sa mission et ses
prophéties, publiées en français par l'auteur des
Derniers Avis prophétiques. Brochure in-12 de
72 pages.   50 c.

La Grande Crise et le Grand Triomphe, d'après le
curé d'Ars, l'extatique d'Oria et Mélanie de la Sa-

lette, par le même. Brochure in-12 de 32 pages.

25 c.

Le Grand Pape et le Grand Roi, ou traditions historiques et dernier mot des prophéties. 7ᵉ édition, seule complète, augmentée de prophéties, d'explications et de considérations nouvelles. 1 vol. in-12 de 224 pages (se rend au profit des pauvres).

2 fr.

La France et Pie IX, cris de douleur et d'espérance, par l'auteur de *le Grand Pape et le Grand Roi*. 1 petit vol. in-12 de 58 pages.

60 c.

Le Prochain Dénouement de la crise actuelle, par le même. 1 vol. in-12 de 95 pages, suivi d'un appendice de VIII pages.

75 c.

Le Grand Avénement!!! précédé d'un Grand Prodige!!! prouvé par le commentaire le plus simple, le plus méthodique, le plus rationnel qui ait paru jusqu'à ce jour de la prophétie d'Orval, ainsi que de celles de Nostradamus et de saint Malachie, avec la réponse aux objections que l'on a faites à l'auteur après sa première édition, par F. PARISOT, ancien notaire. 4ᵉ édition, 1 vol. in-8° de 100 pages.

1 fr. 25

Lettres sur les prophéties modernes et Concordance de toutes les prédictions jusqu'au règne de Henri V inclusivement, par l'abbé E.-A. CHABAUTY, chanoine honoraire, curé de Saint-André à Mirabeau-de-Poitou; 2ᵉ édition, revue, corrigée et considérablement augmentée. 1 vol. in-12 de 248 pages.   2 fr.

Prédictions d'un prophète qui n'en est pas un. Brochure in-18 de 16 pages.   10 c.

Les Filles de Babylone, prophéties pour le temps présent, tirées d'Esaïe et mises en vers français, par M. LOUIS VEUILLOT; nouvelle édition. 1 vol. in-18 jésus de 115 pages.   1 fr. 25

Essai d'interprétation de l'Apocalypse, par J.-B. ROZIER-COZE, doyen honoraire de la Faculté de médecine de Strasbourg, avec approbation de Mgr l'évêque de Strasbourg. 1 vol. in-12 de XXXIII-256 pages   2 fr.

La Fin des temps, ou l'Accomplissement de l'Apocalypse et des anciennes prophéties d'Isaïe, de Jérémie, de Daniel, d'Habacuc, d'Abdias, de Joël et de Zacharie, par PIERRE L. (de Paris). 1 vol. in-8° de xx-300 pages, suivi de la *Fin des temps, ou l'Accomplissement du Cantique des cantiques*, par le même, in-8° de 16 pages.   6 fr.

Le Cataclysme, annoncé par les apparitions de la Vierge en France, par PIERRE LACHÈZE (de Paris). 1 vol. in-12 de III-95 pages.   1 fr. 50

Touchons-nous à la fin du monde? par M. l'abbé MARTIAL SOULLIER, curé de Troche (Corrèze). 1 vol. in-12 de XI-168 pages.   1 fr.

Marie sauvera la France, enseignements tirés des apparitions de la sainte Vierge en France, par G. DE GAILLAC. Brochure in-18 de 48 pages.   50 c.

Trois Pèlerinages authentiques aux apparitions d'Alsace, par UNE PARISIENNE. 1 vol. in-12 de 90 pages.   1 fr.

Les Prophéties modernes vengées, ou *Défense de la concordance de toutes les prophéties*, par le même. 1 vol. in-12 de 168 pages.   1 fr.

PARIS. — IMPRIMERIE DE E. MARTINET, RUE MIGNON, 2

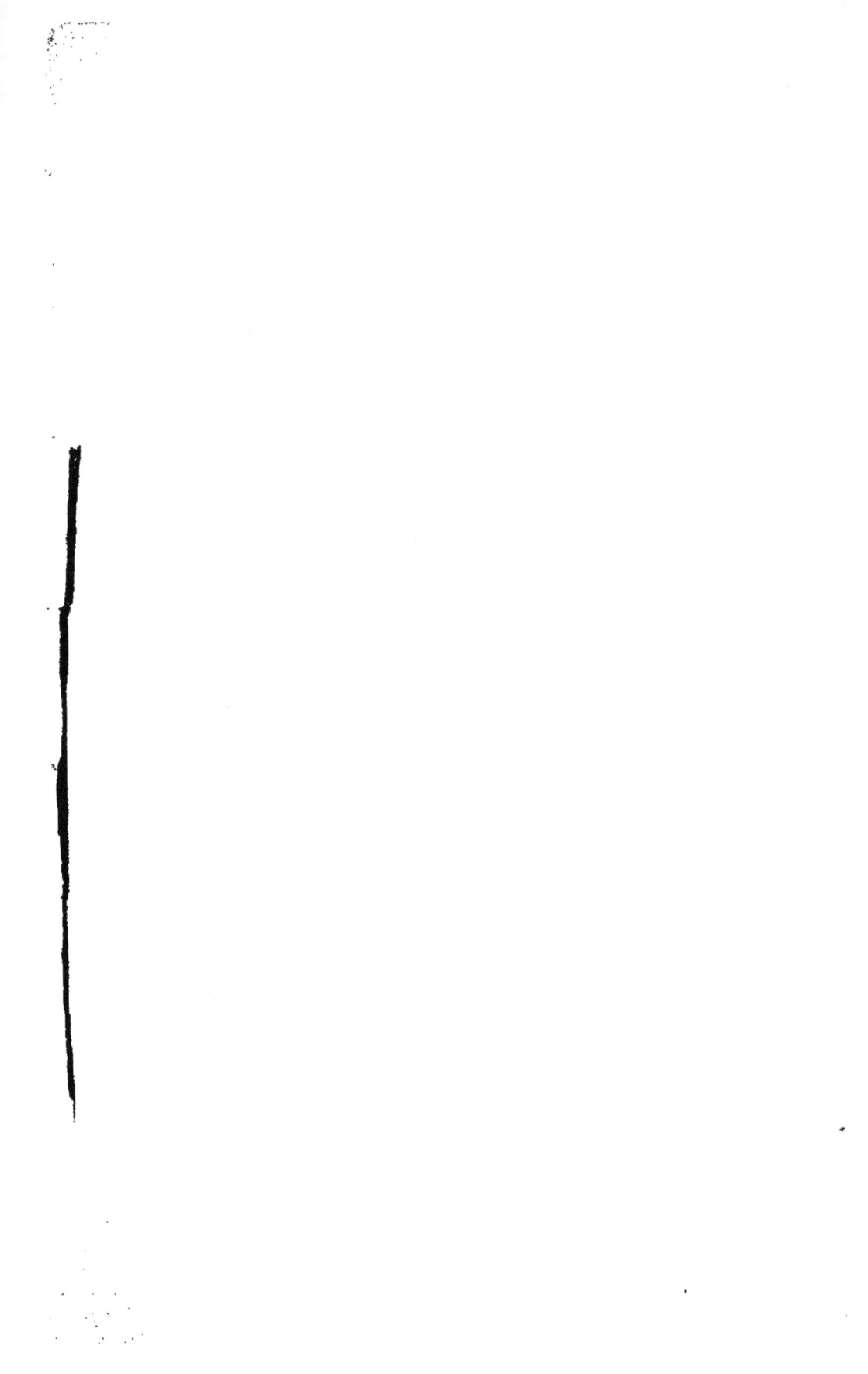

www.ingramcontent.com/pod-product-compliance
Lightning Source LLC
Chambersburg PA
CBHW071257200326
41521CB00009B/1802